AF296427

TRAITEMENT
PRÉVENTIF ET CURATIF

DE LA RAGE

NOUVELLE MÉTHODE

BASÉE SUR DIX ANNÉES D'OBSERVATIONS ET DE PRATIQUE

PAR

LE PROFESSEUR P.-A. DESJARDIN

Fondateur-Directeur de l'Institut électro-thérapique de PARIS
Et du journal l'INDEPENDANCE SCIENTIFIQUE ET LITTERAIRE
Membre de plusieurs Sociétés savantes, etc., etc.

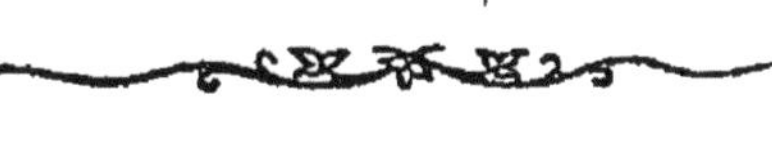

EN VENTE

Chez l'Auteur, rue Neuve-de-Luxembourg, 37 (près de la
Madeleine), et Maurice LACHATRE, libraire, boulevard
Sébastopol, 38.

—

PARIS

—

1870

AVANT-PROPOS

Le travail que nous publions aujourd'hui a déjà paru en partie dans notre journal l'*Indépendance scientifique et littéraire.*

Ce travail n'est pas une œuvre de cabinet ou de citations; c'est le fruit de longues et laborieuses recherches faites en France, en Orient et en Algérie.

Les procédés que nous indiquons ont déjà été expérimentés, et ont constamment fourni les plus beaux résultats.

En réunissant cette étude en brochure, nous cédons aux désirs exprimés par un grand nombre de nos lecteurs et de nos clients.

Notre vœu le plus cher est de voir les moyens que nous indiquons répandus dans toutes les classes de la Société!

Nous pensons ainsi faire acte de bon citoyen, et rendre un important service à l'humanité.

Paris, avril 1870.

TRAITEMENT

PRÉVENTIF ET CURATIF

DE LA RAGE

MÉTHODE NOUVELLE

BASÉE SUR DIX ANNÉES D'OBSERVATIONS ET DE PRATIQUE.

CHAPITRE PREMIER.

QU'EST-CE QUE LA RAGE? — SON HISTOIRE, — SA DESCRIPTION.

Les quelques journées de chaleur que nous venons de traverser nous engagent à vous entretenir aujourd'hui de la rage et de son traitement. (1).

On a déjà beaucoup dit et beaucoup écrit sur cet important sujet, sans pour cela lui faire faire un pas en avant.

Une foule de médications ont tour à tour été prônées

(1) Ces lignes ont été écrites dans le courant de juillet 1869.

mais, en résumé, la rage est encore de nos jours, classée parmi les maladies incurables.

Nous ne savons, chers lecteurs, s'il vous a été donné d'assister au terrible développement de cette douloureuse affection.

Mais ce que nous savons, c'est que rien n'est plus épouvantable, rien n'est plus affreux que la vue d'un être humain en proie aux ravages de l'hydrophobie !

— Qu'est-ce donc que la rage ?

La rage est une maladie virulente, propre au genre *chien*, et au genre *chat*, et se communiquant par la morsure à d'autres animaux et à l'homme.

Théoriquement on divise la marche de la maladie en trois périodes :

1° Une période d'*affaissement* ;

2° Une période de *perversion* ;

3° Une période d'*excitation*.

En réalité, ces trois états ou périodes sont si souvent confondus, qu'il est impossible de les admettre pratiquement.

Les symptômes ne sont pas identiques chez le chien, le chat, les animaux et l'homme. Ils diffèrent assez, quoique toujours en rapport avec la nature des individus, la différence des tempéraments, des constitutions, des idyosyncrasies ; mais, en général, on peut constater :

D'abord, un trouble profond de l'innervation, qui atteint à la fois le mouvement, la sensibilité et l'intelligence ;

Une grande impressionnabilité, avec exagération de tous les sens ;

Une vive excitation de la *rétine*, que les mouvements irréguliers de l'*iris* ne peuvent garantir. Enfin, toute cette série de symptômes qui font de la rage la plus hideuse des maladies !

Ajoutons que plusieurs maladies, provoquées ou réelles, — maladies dites nerveuses, — ont, avec la rage, de telles analogies, que l'on a vu plusieurs fois des individus et des animaux atteints d'épilepsie passer pour enragés et abattus sans pitié.

D'un autre côté, il nous est arrivé très-souvent, dans le temps où nous nous livrions à nos travaux de thérapeutique magnétique, de produire, sous l'influence de l'agent magnétique (1), tous les caractères de cette affreuse maladie.

Nous avons également vu, sous l'influence du *haschich*, donné à haute dose, tous les symptômes de cette terrible affection se manifester avec une telle violence, que, nous-

(1) Il y a peu de temps, nous produisions la rage avec toutes ses fureurs sur le jeune homme qui nous sert généralement dans nos soirées démonstratives du samedi. Ces soirées, électro-magnétiques, théoriques et pratiques, supprimées l'été, continueront cet hiver dans notre nouveau cabinet, 37, rue de Luxembourg. Les personnes désireuses d'y assister n'ont qu'à nous en faire la demande, soit par lettre, soit verbalement.

même, qui les avions provoqués, nous pûmes un moment croire à la présence réelle de l'hydrophobie.

Ces expériences, très-concluantes au point de vue du pouvoir magnétique de l'homme, sont assez dangereuses pour que, tout en les mentionnant, nous engagions les magnétiseurs à s'en abstenir...

Mais, passons...

La sensibilité est tellement exagérée chez l'hydrophobe, que le plus léger bruit éveille son attention, le trouble et le fait bondir. Son odorat perçoit des odeurs à tous les corps, et les substances les plus insipides acquièrent, pour lui, un goût fortement prononcé.

La moindre pression de la peau, le mouvement de l'air, le contact de l'eau, lui causent une sensation pénible et souvent très-douloureuse. De cette exagération des sens naît l'agitation incessante des *enragés.*

Mais cet état d'excitabilité, ou, en termes scolastiques d'*hypéresthésie*, est toujours précédé de la première période ou affaissement général, physique et moral. Nous ne saurions mieux comparer cet affaissement qu'à l'état de calme et de silence complet qui, dans les pays chauds, annonce l'arrivée de la tempête.

Chacun sait qu'un des signes les plus caractéristiques de cette maladie est l'aversion que l'eau inspire aux êtres qui en en sont atteints. On a prétendu, de ce fait, qu'il était impossible que l'enragé puisse s'approcher de l'eau, et par conséquent en boire. C'est là une très-grande erreur ; erreur provenant, comme presque toutes les erreurs, du reste, d'une observation imparfaite et d'une fausse appréciation.

Nos expériences souvent répétées sur des êtres plongés magnétiquement dans cet état, cinq observations faites sur de véritables enragés, ne nous laissent plus de doute à cet égard.

Ce qui éloigne le malade de l'eau, c'est la blancheur et le miroitement de ce liquide ; miroitement et blancheur qui agissent avec une telle puissance sur la vue (hypnotisme) que les nerfs oculaires communiquent instantanément une violente impression de douleur au cerveau. Il y a là également une question électro-magnétique, dont nous parlerons plus tard.

Ainsi, fermez les yeux de *l'enragé*, empêchez-le d'apercevoir l'eau, et il boira, non-seulement sans peine, mais avec plaisir, malgré la constriction et la sécheresse momentanée de sa gorge.

D'où vient la rage ? quelle en est la cause ?

Chez l'homme, nous l'avons déjà dit, elle reconnait pour cause la morsure d'un animal atteint de la maladie ;

Et il est à peu près certain que les premiers cas de rage ont été remarqués chez les chiens, les loups ou les chats.

Comme cause productrice de la rage chez les animaux, et en particulier chez le chien, on a admis : la chaleur, et surtout la privation du boire et du manger.

Ces causes ne peuvent seules expliquer l'invasion de l'hydrophobie, car il est positif que dans les pays chauds, tels que l'Algérie ou l'Orient, elle est inconnue chez le chien vivant librement, sans aucune entrave ; et pourtant, beaucoup de ces animaux, blessés, couverts de plaies puantes et vermineuses, estropiés même, restent souvent deux, trois, quatre jours sans boire ni manger. Il faut donc chercher ailleurs la cause de cette terrible maladie.

La principale cause réside, pour nous, dans le manque d'accouplement : en d'autres termes, de rapprochement sexuel ; et, en second lieu, dans l'usage barbare et ridicule de la muselière et des autres liens. Laissez le chien libre, errant, vagabond, peu importe.

Laissez-le libre, surtout pendant les mois de mai, juin, uillet et août, et vous verrez les cas d'hydrophobie devenir de plus en plus rares, pour finir par disparaître tout à fait.

Pendant nos voyages en Orient, nous avons interrogé les vieux montagnards, les habitants jeunes et vieux de Constantinople et de Smyrne, ceux de la haute et basse Égypte, et, malgré la température autrement plus élevée de ces pays, nous avons constaté partout, et toujours, qu'avec la liberté et l'accomplissement de l'acte de la génération, la rage disparaissait.

Que l'on ne vienne pas ici nous objecter ces mille et mille raisons, plus spécieuses que réelles, propres à embrouiller toutes les questions. En nous exprimant comme nous le faisons, nous nous basons sur une longue série d'observations, sur les cas de rage que nous avons traités et guéris, et sur les phénomènes semblables que nous avons développés sur un grand nombre d'individus, soit par l'influence magnétique, dont nous avons déjà parlé, soit par le *haschich*, soit par une autre drogue bien connue des enfants de Mahomet, et dont nous croyons prudent de taire le nom.

Voyez, du reste, ce qui se passe dans le règne végétal et dans tout le règne animal, pendant la saison dont nous approchons ; examinez cette immense attraction des corps, ce besoin irrésistible d'embrâsement, de fusion ; écoutez ces bruits mystérieux qui sont comme le langage des grands bois, voyez le *pollen* de la fleur de l'amandier allant à dix ieues porter sa puissance fécondante à la fleur femelle ; et, dans les pays chauds, observez ce dattier, riche en production, parce qu'à quinze ou vingt lieues de là se trouve un individu d'un autre sexe. Et quelle loi plus générale, du reste, que cette loi de la reproduction des êtres ? quelle attraction plus fatalement impérieuse que celle de ces corps qui n'ont pour lutter ni les lois humaines, ni les préjugés, ni la puissante influence de la raison et de l'âme ?

Lutter contre cet état de choses, lutter contre cette manifestation perpétuelle de la nature, c'est vouloir produire le désordre, la douleur et la mort.

Oui, nous le disons avec une ferme conviction, n'imposez pas, de par votre raison et votre intelligence, un supplice plus barbare que celui de Tantale à des pauvres bêtes que l'on a si justement surnommées : les meilleurs amis de l'homme.

Laissez les chiens subir en toute liberté la grande influence de la nature, et bientôt la rage disparaîtra du rang des maladies.

Arrivons maintenant au traitement :

Là encore, nous allons rencontrer plus d'une erreur et plus d'un préjugé ; mais nous passerons outre, désireux d'arrriver rapidement à la partie véritablement utile de ce travail.

CHAPITRE II

TRAITEMENT PRÉVENTIF

Jusqu'ici, la cautérisation par le fer rouge ou par les acides a été le moyen le plus universellement pratiqué ; disons plus, le seul réputé radical. Nous ne nous arrêterons pas à cette masse de remèdes prônés par les uns et les autres, tour à tour acceptés et rejetés ; et nous ferons rapidement remarquer, en passant, combien le système des cautérisations est en lui-même illogique et absurde.

En cautérisant la plaie, surtout quand il s'agit du fer rouge, quel but veut-on atteindre ?

Incontestablement, celui de la décomposition du virus.
On pense encore, par ce moyen, arrêter son absorption.

Penser ainsi, c'est être fort peu médecin et encore moins physiologiste Nous ne comprenons même pas comment l'idée de la cautérisation a pu un seul instant être acceptée et qui, plus est, mise en pratique. Ah ! si la circulation du sang n'existait pas, ou si elle s'opérait avec une lenteur de plusieurs heures, si un virus quelconque déposé sur une plaie nouvellement faite pouvait y séjourner impunément un certain laps de temps, — cinq ou six heures, par exemple — nous comprendrions et nous pourrions admettre la cautérisation, pratiquée au moment même, ou très-peu de temps après la morsure. Mais qui ne sait que les choses ne se passent pas ainsi ? Quel est le médecin et le physiologiste qui ne savent que, en moyenne, la circulation d'une molécule sanguine s'opère en moins de deux minutes et demie, et que les cellules, déchirées par la morsure, mettent en présence immédiate, ces trois minutes passées, la molécule ou l'atôme virulent avec les molécules sanguines, ce qui produit l'envahissement de la circulation par le principe morbifique ? C'est là une loi trop connue pour qu'il nous soit nécessaire d'insister sur ce sujet.

Ah ! si l'illustre Harvey n'était pas venu, par ses remarquables travaux, affirmer et démontrer la circulation du sang, nous pourrions comprendre le système des cautérisations. Il serait logique et répondrait aux idées primitives

.ur la nature et les qualités de ce liquide. Mais aujour-
d'hui, alors que la lumière a été faite sur cette question,
nous ne pouvons plus comprendre la persistance de cette
vieille pratique routinière, basée, nous le pensons, sur la
non-connaissance du phénomène de la circulation.

On nous dira peut-être que la maladie n'éclate pas immédiatement, et que, dans certains cas, bien des jours
s'écoulent entre son éclosion et la morsure.

A cela nous répondrons :

Il en est du virus rabique comme de toutes les substances morbifiques mises en contact avec notre organisme.
Il lui faut, pour se développer, certaines conditions phy-
siologiques, chimiques et dynamiques, sans lesquelles il
peut rester à l'état latent, disparaître complétement, ou
se révéler beaucoup plus tard (1).

Nous avons dit que plusieurs affections avaient, avec
l'affection rabienne, de telles analogies, qu'il était facile,
à première vue, de les confondre. Il faut donc, en raison
de ce fait, dès qu'un individu a été mordu par un chien
ou tout autre animal suspect, s'empresser d'attacher so-
lidement ce dernier, en exerçant sur lui la plus active
surveillance, au lieu de le tuer de suite, suivant l'usage.

(1) Le fait d'individus mordus par des chiens enragés et
chez lesquels l'hydrophobie ne s'est jamais déclarée, prouve
surabondamment notre assertion, confirmée, du reste, par
un grand nombre d'autres faits, relatifs à l'inoculation des
virus.

Ceci fait, on lui donnera à manger et à boire, et, la plupart du temps, il boira et mangera. — On lui administrera coup sur coup, et suivant sa force, plusieurs doses de sirop de *nerprun* (1) ; la dose devra être calculée de façon à purger vivement l'animal plusieurs fois.

Dès que le purgatif aura produit son effet, c'est-à-dire quatre ou cinq heures environ après l'ingestion du médicament, on fera prendre à l'animal de 10 à 15 centigram. de phosphore réduit en poudre et étendu dans une assez grande quantité d'eau. On pourra renouveler cette dose le lendemain et le surlendemain, si l'état ne s'améliorait pas. Dans le cas contraire on se contenterait d'une deuxième dose, administrée dix ou douze jours après la première.

L'animal étant sauvé, on s'empressera de faire constater son bon état par la personne mordue.

Nous ne saurions trop insister sur cette recommandation, car chez l'homme mordu par un animal enragé, ou supposé tel, le moral exerce une si grande influence, qu'il semble par moments et dans certaines conditions, suivant l'idiosyncrasie de l'individu, constituer la seule et unique cause de cette terrible affection

Si, au contraire, le chien avait succombé, il faudrait soigneusement en cacher la mort à la personne mordue,

(1) Il faut généralement une cuillerée à bouche pour purger un chien de moyenne grosseur ; dans ce cas on pourra en donner jusqu'à 3, et même 4, matin et soir.

ou, si cela était possible, — et ce serait bien préférable, — faire en sorte de substituer un autre animal à la victime, afin de laisser croire à cette dernière que l'animal était sain.

Dans ce cas, on dirait au malade que le traitement auquel il se trouve soumis n'est qu'un traitement contre l'émotion et la frayeur éprouvées au moment de la morsure.

Revenons sur nos pas, et prenons le malade à l'instant où il est mordu.

La plupart du temps, — et c'est encore là une raison à faire prévaloir contre le système des cautérisations, — les individus mordus ne se trouvent pas dans un milieu où des secours rapides puissent leur être administrés; et dans bien des circonstances, plusieurs heures s'écoulent avant que le moindre secours soit possible.

Avec le traitement que nous allons indiquer, ce grave inconvénient cesse d'exister, car, en tout temps, en tout lieu, et dans n'importe quelle circonstance, notre médication peut être appliquée.

Aussitôt la morsure faite, pratiquez sur la plaie, si elle n'est pas suffisamment ouverte, une légère incision, afin que le sang puisse en sortir aisément. Ceci fait, exercez une assez vive pression, de haut en bas, avec la VOLONTÉ D'EXPULSER LE VIRUS PAR L'ÉCOULEMENT DU SANG.

Ne craignez pas cette saignée d'un nouveau genre : elle

n'a rien de redoutable; on peut perdre ainsi de 500 à 1000 grammes de sang, sans danger sérieux.

Entretenez la plaie en y appliquant, dès que vous le pourrez, des compresses d'eau tiède, où vous aurez versé un peu d'eau sédative.

Si l'accident a eu lieu dans une ville, entrez immédiatement dans un établissement de bains, autant que possible un bain *turc* ou *russe ;* mais, à défaut un four de boulanger, ou un simple bain de vapeur pris chez vous, à l'aide de couvertures de laine et de plusieurs lampes à esprit de vin, peut suppléer aux premiers.

Faites porter la température de votre bain quel qu'il soit à un degré aussi élevé que vous pourrez supporter (1).

En même temps que vous entrez au bain, prenez une pilule composée avec *deux milligrammes* de phosphore (2) et un peu de mie de pain.

Aussitôt buvez deux ou trois tasses de bon thé, de tilleul ou de bourrache. — Décoction un peu forte.

Ne perdez pas de vue qu'il faut absolument, et à tout prix, que vous transpiriez aussi abondamment et aussi

(1) On peut arriver, par gradation, jusqu'à 65 et 70 degrés, température assez habituelle des bains orientaux.

(2) Il est bien entendu que la dose de phosphore doit être diminuée ou augmentée, s'il s'agit d'un enfant, d'une femme ou d'un homme: Ceci est l'affaire principale du praticien.

longtemps que possible. Ne sortez du bain que lorsqu'il ne vous sera plus *possible* d'y résister.

Le bain pris, faites-vous envelopper dans de bonnes couvertures de laine ; étendez vous sur un lit, et restez ainsi trois ou quatre heures, en continuant à prendre, de temps en temps, une infusion de tilleul ou de thé, de manière à ce que la transpiration continue et cesse graduellement.

Lorsque vous êtes bien sec, que toute trace de transpiration a complétement disparue, pansez votre plaie avec un coussinet de charpie enduit de pommade camphrée et belladonée. Habillez-vous et livrez-vous à vos occupations comme si rien ne s'était passé.

Ces bains de vapeur doivent être renouvelés cinq ou sept fois, pendant le mois qui suivra l'accident. Au second bain, vous prendrez encore une pilule. Il en sera de même pour le dernier bain, ce qui fera trois pilules en tout.

En suivant exactement le traitement que nous venons d'indiquer, vous n'avez pas à craindre l'éclosion de la maladie. Vous pouvez être tranquille sous tous les rapports.

Ajoutons qu'il est nécessaire que toutes les fonctions se fassent régulièrement ; et s'il y avait de la constipation, il faudrait y remédier par quelques purgatifs salins, combinés avec des feuilles de séné (1), et des lavements d'eau tiède,

____

(1) Environ 20 grammes feuilles de séné et 15 ou 20 grammes de sulfate de magnésie.

à laquelle on ajouterait une cuillerée à bouche d'huile d'olives pour les tempéraments ordinaires, et d'huile de noix pour les natures scrofuleuses ou essentiellement lymphatiques.

Arrivons maintenant au traitement curatif proprement dit, c'est-à-dire aux soins à donner lorsque l'hydrophobie s'est déclarée.

CHAPITRE III

TRAITEMENT CURATIF

La rage a éclaté ! ! !

Elle s'est manifestée avec toute la sauvage énergie qu'on lui connait.

Dans ses moments de crise, le patient déchire et mord tout ce qu'il peut atteindre. Dans cet état, ce serait folie que de vouloir s'approcher de lui s'il était libre.

Il faut donc, avant tout, le rendre impuissant par l'application de la camisole de force. Ceci fait, attendez que la crise se soit calmée. Si c'est la première, elle ne durera pas longtemps.

Dès qu'un peu de calme se présentera, le malade vous en avertira lui-même. Sans se rendre compte de la nature du mal dont il est atteint, il vous dira qu'il peut devenir dangereux, et vous priera de vous éloigner.

Peut-être même vous annoncera-t-il sa mort prochaine et s'y préparera-t-il en faisant ses dernières recommandations, en implorant le pardon des fautes qu'il a pu commettre, en dictant ses dernières volontés, et tout cela ave la plus complète lucidité.

Profitez de cet instant de calme pour lui faire prendre, s'il y a eu déjà du délire avec hallucination, ou un accès de fureur maniaque, avec besoin de frapper et de mordre les personnes qui l'entourent, et la sécheresse avec constriction de la gorge, 3 grammes de *haschich* dissous dans une forte décoction de café (1).

Si la sécheresse et la constriction de la gorge se trouvent remplacées par la salivation écumeuse, administrez, à la place du *haschich*, douze ou quinze gouttes (2) de la teinture suivante:

Prenez :

Vers luisants. 21
Bonne eau-de-vie. . . . . . . 120 grammes.

Écrasez les vers dans l'eau-de-vie, imprimez au flacon

(1) Nous recommandons pour ces préparations et les suivantes la pharmacie de M. Sursin, 9, rue Cassette, où se trouvent tous ces médicaments, préparés suivant notre méthode.

(2) Ces gouttes doivent être prises dans une tasse de café noir très-fort.

plusieurs secousses, en appliquant le pouce sur l'ouverture de son goulot, bouchez hermétiquement, et conservez pour l'usage.

Au bout d'une quinzaine de jours, vous pouvez décanter ou filtrer la teinture; au besoin, on pourrait se servir de cette teinture, mais en augmentant la dose de cinq ou six gouttes, un ou deux jours après sa préparation.

Dans le cas où vous n'auriez pas de cette teinture sous la main, vous la remplaceriez par 3 ou 4 milligrammes de phosphore en poudre.

Si vous avez administré le *haschich*, gardez-vous bien de soumettre immédiatement le malade à l'influence d'un bain de vapeur, car il y aurait alors à craindre une forte congestion cérébrale.

Attendez donc six ou sept heures; mais dans le cas où la maladie aurait déjà fait de rapides progrès, où les hallucinations seraient de plus en plus fréquentes, où les convulsions se généraliseraient, en tendant à perdre de leur énergie, il ne faudrait pas hésiter.

Vous soumettriez immédiatement l'hydrophobe à l'action du bain, tel que nous l'avons décrit dans la partie relative à la médication préventive, et à sa plus haute température.

Ne perdez pas de vue que le malade ne peut guérir que par une puissante transpiration et une salivation abondante.

Si vous avez employé la teinture ou le phosphore; —

mais nous préférons de beaucoup la teinture, — faites prendre le bain sans plus tarder.

D'une façon comme de l'autre, prolongez le bain le plus possible ; et, à la sortie du malade, faites-lui prendre plusieurs tasses de tilleul tiède.

Si les crises reviennent, administrez de nouveau l'un ou l'autre des médicaments ; augmentez même la dose, mais faiblement, et recommencez le bain.

Si l'intelligence avait complétement disparue ; si le malade, épuisé par la douleur, par la violence et la continuité des accidents convulsifs et par la privation absolue d'aliments, tombait dans un état complet d'affaissement dont les hallucinations et les spasmes thoraciques ne pourraient plus le sortir, méfiez-vous, car l'asphyxie deviendrait imminente ; le malade ne tarderait pas à tomber dans un état comateux et à succomber, après avoir à plusieurs reprises rejeté une certaine quantité d'écume bilieuse.

Dans ce dernier cas, il ne faudrait pas hésiter : vous porteriez, toujours suivant l'âge, la constitution et le tempérament du malade, la dose de la teinture à 30 gouttes, du phosphore à 5 ou 7 milligrammes, et vous ajouteriez, à l'une ou à l'autre de ces préparations 2 ou 3 décigrammes de *calomelas* ou *mercure doux*, en poussant toujours à la transpiration par les moyens sus-indiqués.

Si la plaie était livide et presque cicatrisée, il faudrait la rouvrir par une légère incision, et, après en avoir fait sortir une certaine quantité de sang, y verser deux ou trois gouttes de notre teinture mêlée à une cuillerée d'eau tiède. On panserait avec le même liquide, en recouvrant la plaie d'un plumasseau de charpie, enduit de pommade camphrée belladonée.

En cas de congestion, transport au cerveau, vous appliqueriez des sinapismes au gras des jambes et à la plante des pieds.

Mais n'ayez recours à ce moyen auxiliaire qu'à la dernière extrémité, et dans le simple but de dégager un peu le cerveau, en attirant le sang dans les voies basses (1).

Dès que le mieux se sera définitivement établi, diminuez toutes les doses, mais persistez dans l'usage des bains, que vous suspendrez progressivement, en vous conformant toujours aux règles que nous vous avons tracées dans la deuxième partie de ce travail.

Agissez sur le moral du malade par des paroles affectueuses et rassurantes; éloignez de lui toute idée de *rage* et de *mort*.

Enfin, traitez l'esprit en même temps que le corps.

Lorsqu'une année sera écoulée, et quelques jours avant l'anniversaire de la catastrophe, purgez l'*ex-hydrophobe* avec le calomel; donnez-lui ensuite cinq ou six gouttes de la teinture, et faites-lui prendre quelques bains de vapeur.

Si la purgation par le calomelas irritait le tube digestif, vous feriez prendre une dose ordinaire d'huile de ricin.

(1) Pendant le bain, ce résultat s'obtient en versant un peu d'eau fraîche sur l crâne et le visage.

CONCLUSION

Résumons-nous en quelques lignes :

La rage est une maladie virulente qui a sa base dans une profonde altération du sang et de tous les liquides;

Elle se manifeste par un trouble profond et général du système nerveux.

Sa guérison, très-possible, ne peut s'obtenir que par l'élimination complète et radicale du virus. Or, la nature elle-même nous indique la marche à suivre dans ce cas, en provoquant des convulsions et une salivation plus ou moins abondante, c'est-à-dire deux puissants moyens d'élimination.

Transpiration abondante, salivation et évacuation :

Tels sont les trois résultats à obtenir.

Ajoutons, pour terminer, que notre teinture, le phosphore et le haschich, produisent, administrés chez l'homme sain, les principaux symptômes de la rage, et agissent sur l'homme malade avec une triple puissance :

1° En développant les symptômes éliminateurs de la cause de la maladie;

2° En annihilant chimiquement les propriétés délétères du virus;

3° En produisant sur le cerveau une excitation douce et joyeuse, venant lutter avantageusement contre l'excitation sombre et fatale produite par le virus rabique.

Puisse notre traitement être lu par tous les membres de la grande famille humaine, et puisse-t-il présenter, à tous, les résultats heureux que nous en avons retirés.

Tel est notre vœu le plus cher.

Comme complément à nos articles sur la *Rage*, et à la place des observations qui nous sont propres, — observations que nous tenons à la disposition de nos lecteurs, — nous ne croyons pas sans intérêt de publier ici une lettre qui nous a été écrite à ce sujet. Nos lecteurs y trouveront une large confirmation des principes que nous venons d'émettre, et de notre méthode préventive et curative.

LETTRE DU DOCTEUR OLIVIERI

SUR

LA RAGE

A M. le Directeur de l'*Indépendance scientifique et littéraire.*

J'ai lu avec un intérêt croissant votre travail sur la *Rage, son traitement préventif et curatif* ? j'y trouve la confirmation de mes propres idées et des observations que j'ai eu l'occasion de recueillir moi-même.

Pendant trois ans, de 1860 à 1863, j'ai rempli les fonctions d'interne à l'hôpital de Mustapha (Alger).

Pendant les deux premières années de mon internat, aucun cas de rage ne se présenta.

Mais l'été de 1862 nous en fournit plusieurs, dont quatre sont restés présents à ma mémoire.

Ce fut d'abord un savetier qui avait été mordu par son chat, devenu tout à coup furieux sous les caresses de son maître.

Malgré les soins les plus assidus et la médication la plus active, ce malheureux mourut après des souffrances inouïes et une complète dégradation des facultés. Son agonie fut horrible.

Vint ensuite une pauvre jeune fille de la campagne qui avait été mordue par un chien.

Elle mourut également, quoique dans des circonstances moins hideuses.

Je reviendrai, un peu plus loin, sur ce deuxième cas, au sujet d'une circonstance qui m'est personnelle.

Enfin, le mari et la femme, fermiers des environs, mordus tous deux par le même chien.

C'est ici que je dois m'arrêter plus spécialement.

La femme vaquait à ses occupations habituelles, tantôt dans la maison, tantôt au dehors, selon les besoins du moment.

Survient un chien étranger, inconnu, qui se jette sur elle et la mord au côté droit, au-dessous du sein, vers la région du foie. Le mari accourt; il se saisit d'une fourche et s'élance à la poursuite de la bête malfaisante. Il l'atteint, la frappe à coups redoublés, et finit par la tuer... Mais, hélas! à lui aussi elle a fait sentir sa dent venimeuse.

Une quarantaine de jours s'écoulent sans amener aucun incident normal; les plaies se cicatrisent naturellement, et toutes les apparences sont parfaitement rassurantes. Mais au bout de ce temps, le mari, atteint d'hydrophobie très-nettement caractérisée, est conduit à l'hôpital, où il meurt dans l'espace de quelques jours.

C'est maintenant le tour de la femme. Elle tombe malade huit jours après son mari et arrive au même hôpital, où elle compte le retrouver, car on lui a laissé ignorer sa triste fin.

A sa demande d'être conduite auprès de lui, on répond que son mari va beaucoup mieux, mais que l'on ne saurait autoriser une entrevue qui pourrait amener une crise dangereuse pour l'un des deux.

L'état de cette femme va s'aggravant de plus en plus : sa cicatrice se colore vivement et devient presque saignante ; des élancements douloureux partent de ce point et s'irradient par tout le corps. Puis arrive la salivation, qui de jour en jour augmente d'intensité. Une transpiration très-abondante vient s'y joindre, elle se prolonge, et enfin *jugule* la maladie.

La femme entre en convalescence... elle est guérie.

Voilà donc une guérison *vraie* de la rage, de cette maladie prétendue incurable. A quoi l'attribuer ? si ce n'est :

1° A la salivation extraordinaire,

2° A la transpiration extrêmement abondante qui se sont reproduites.

Quant à douter que la femme fût atteinte d'hydrophobie, cela n'est pas possible.

En effet, elle est mordue la première, par le même chien qui, dans quelques instants, va mordre son mari.

Celui-ci meurt, après avoir passé par toutes les phases de l'hydrophobie; la femme présente d'une manière très-caractérisée tous les symptômes de cette terrible maladie : et l'on admettrait qu'il n'y a pas là un véritable cas de *rage!...* C'est matériellement impossible.

J'ai donc dû conclure, de cette très-intéressante observation, que la nature, ici, avait agi comme médecin (*natura medicatrix*); que, quand le virus rabique circule dans nos veines, elle s'efforce de nous en débarrasser, d'abord par la salivation, symptôme constant de la maladie dont il s'agit, ensuite par la transpiration qui accompagne nécessairement cette agitation extrême et désordonnée qu'on observe chez l'hydrophobe et qui, en réalité, est un symptôme aussi constant que l'autre, quoique moins en évidence. En d'autres termes, la nature offre au virus rabique deux voies principales d'élimination :

La surface *cutanée* et la surface *pharyngo-buccale*.

N'y a-t-il pas là un enseignement dont on serait d'autant plus coupable de ne pas profiter qu'il est très-facile de le suivre?

Nous pouvons, en effet, provoquer la transpiration, surtout à l'aide des bains de vapeur, que, selon moi, vous recommandez si opportunément ;

Et nous pouvons produire la salivation par l'emploi du mercure.

Puisque le phosphore est utile, administrons, en outre, le phosphore.

Nous sommes d'accord sur les indications, et c'est là le point essentiel.

Permettez-moi maintenant de revenir sur mes pas pour vous raconter ce que j'ai observé sur moi-même, à propos d'un des cas de rage dont je viens de parler.

Pendant que j'étais de garde, il m'arriva d'être appelé plusieurs fois dans la journée au lit de la malade qui fait l'objet de ma deuxième observation.

Je restai longtemps auprès d'elle, la soutenant, la consolant, essuyant la sueur qui baignait son front et la salive qui inondait sa gorge.

Jugez de ma surprise et de mon épouvante, lorsque, le lendemain, je constatai qu'il m'était survenu une petite ampoule à l'extrémité du doigt indicateur de la main droite; ampoule qui, en tombant, laissa l'épiderme à nu !

La bave de cette malheureuse avait mouillé mes mains... Ce ne pouvait être que cela ! Le virus ne pouvait-il m'avoir atteint ?...

J'eus peur... je l'avoue; — non de la mort, mais de la rage, que je jugeais mille fois pire que la mort.

Cela ne sera rien, me disais-je sans cesse, pour me rassurer moi-même et fortifier mon courage, que je sentais faiblir; ce ne sera rien. Mais, malgré moi, j'étais sous l'empire d'une anxiété dont rien ne pouvait me distraire..., et voilà qu'au bout de quinze jours, je sens une douleur dans le bras droit, une douleur lancinante...

En revenant sur cette circonstance, je suis persuadé que mon imagination surexcitée y mettait du sien ; mais alors, cette idée ne pouvait suffire à me rassurer complétement

Je ne me trouvai bien, et ne reconquis mon calme et ma tranquillité d'esprit, qu'après avoir été, à plusieurs reprises, prendre les *bains maures* que vous indiquez dans votre traitement de la *Rage*.

Si cette lettre vous paraît devoir présenter quelque intérêt à vos lecteurs, je vous donne toute liberté de la publier dans les colonnes de votre estimable journal.

Ce sera peut-être, dans la voie où nous nous sommes rencontrés, un pas de plus vers ce but que nous poursuivons tous deux : être utile aux autres.

Agréez, etc.

Dr OLIVIERI.

UN MOT SUR LA VALEUR HYGIÉNIQUE ET THÉRAPEUTIQUE
DES BAINS MAURES, TURCS OU ORIENTAUX.

Suivant l'usage, nous n'aurions peut-être pas mal fai
en plaçant sous les yeux de nous lecteurs le récit détaillé
des cures obtenues par le traitement que nous venons
d'indiquer ; mais, guidé par le seul désir d'être utile, nous
pensons mieux faire en remplaçant ces détails, oiseux
dans le fond, par quelques lignes sur l'action générale des
bains maures ou bains de vapeur orientaux.

Sous les noms de bains orientaux, il faut bien se garder
de comprendre les bains chauds et bains russes que nous
possédons en France. Ces derniers bains ont aux premiers ce que les borgnes sont aux aveugles, ou, si vous le
préférez, ce qu'un mauvais cheval est à un fier et ardent
coursier arabe.

Les bains orientaux, dont il n'existe que deux spéci-

mens dans notre France si noblement routinière (1), —
quoi qu'en disent quelques esprits, — les bains orientaux,
disons-nous, possèdent, pour action générale, l'impor-
tante propriété de stimuler, sans aucun danger, toutes les
fonctions de l'organisme et, en particulier, celles de la
peau. Combinés avec l'eau froide (2) prise en douches
après une abondante transpiration, ils constituent une triple médication, à la fois dépurative, dérivative et tonique,
bien supérieure aux médications du même genre fournies
par le sage et impotent Codex. Combiné avec une intelligente
gymnastique et l'électricité statique et voltaïque, l'usage
des bains turcs ne peut que rendre d'immenses services
au traitement des maladies chroniques et des affections
rhumatismales, goutteuses, les engorgements viscéraux,
les affections diathésiques, la scrofule, la syphilis, l'obé-
sité.

Au point de vue hygiénique, le bain turc peut seul donner une propreté parfaite, une sensation de vrai bien-être,
et une résistance étonnante aux températures extrêmes du
froid et du chaud. Par son usage, la peau acquiert une

(1) Le premier (le seul important) est l'établissement de
Nice, fondé par le D* Charles Deprez, et connu sous le nom
de Hammam de Nice ; le second est l'établissement — encore
naissant — de M. Aubert, situé à Paris, rue du Bac, n. 69.
Disons à ce sujet que son directeur, aussi habile que con-
sciencieux, remplace, par son intelligent massage, l'imper-
fection momentanée de l'établissement.

(2) Hydrothérapie.

vitalité remarquable sur tout le corps, et une force de résistance analogue à celle de la peau des mains et de la face.

Ces propriétés générales des bains chauds orientaux furent singulièrement goûtées des peuples antiques et en particulier des Romains, et, pendant de longs siècles, la thermothérapie fut en grand honneur chez eux. Espérons donc que son usage ne tardera pas à se généraliser en France et en Europe.

FIN

TABLE DES MATIÈRES.

ARGENTEUIL. — IMPRIMERIE P. WORMS.